DES

DIVERSES ESPÈCES

D'ASTHMES

ET DE

LEUR TRAITEMENT

AUX

EAUX DU MONT-DORE

Par M. BOUDANT

professeur à l'Ecole de médecine de Clermont-Ferrand
chirurgien de l'Hôtel-Dieu
chevalier de l'Ordre impérial de la Légion d'honneur
lauréat de la Faculté de médecine de Paris, ancien interne des Hôpitaux
membre de la Société d'hydrologie
et de plusieurs autres Sociétés médico-chirurgicales
médecin consultant au Mont-Dore

Observatione medicina crescit.
STOLL.

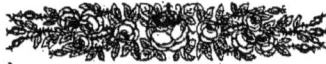

CLERMONT-FERRAND
IMPRIMERIE MONT-LOUIS, LIBRAIRE
—
1869

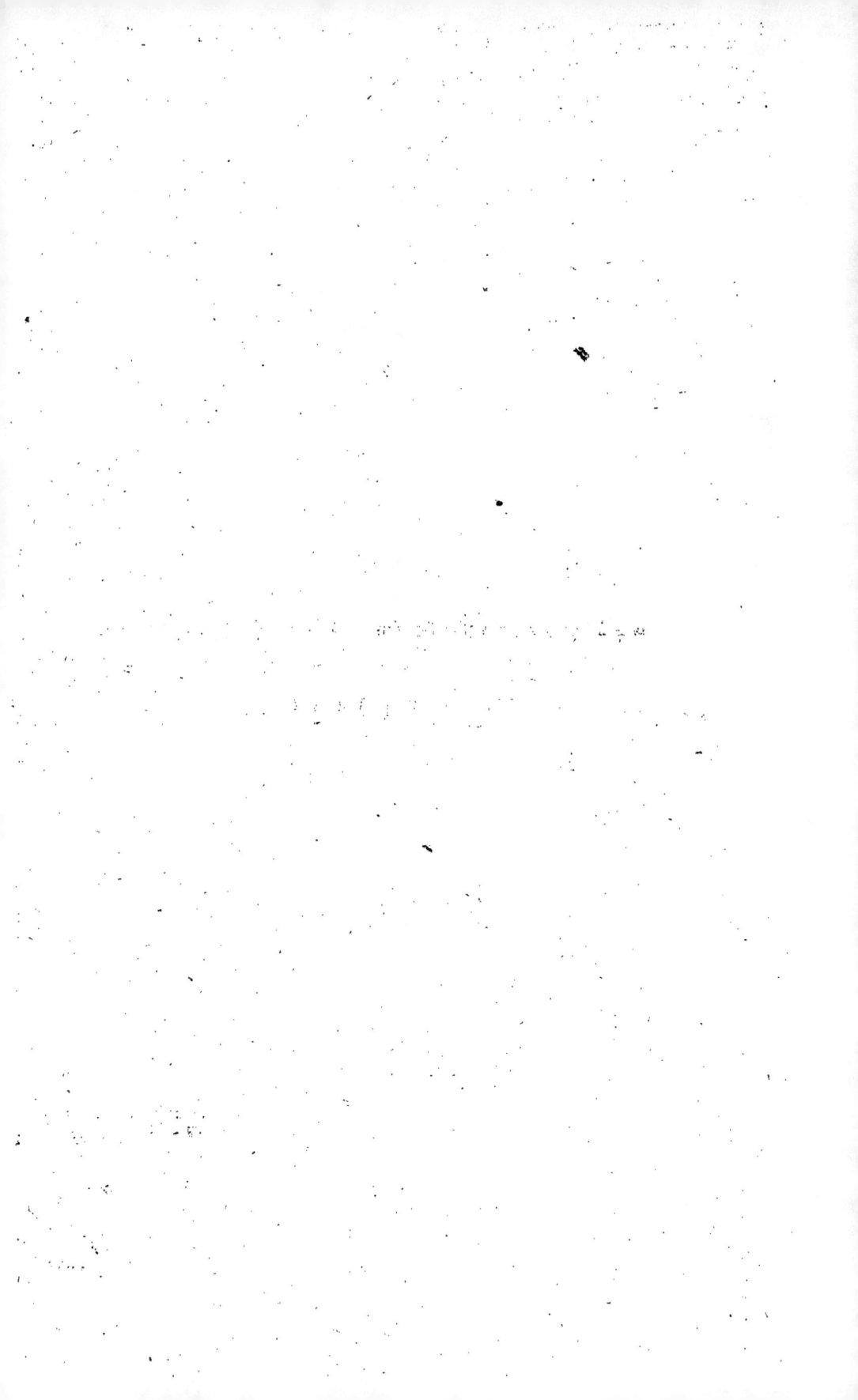

DES

DIVERSES ESPÈCES

D'ASTHMES

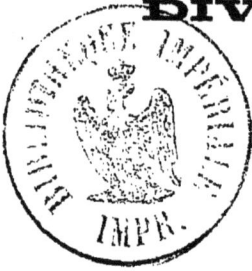

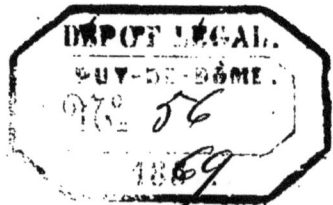

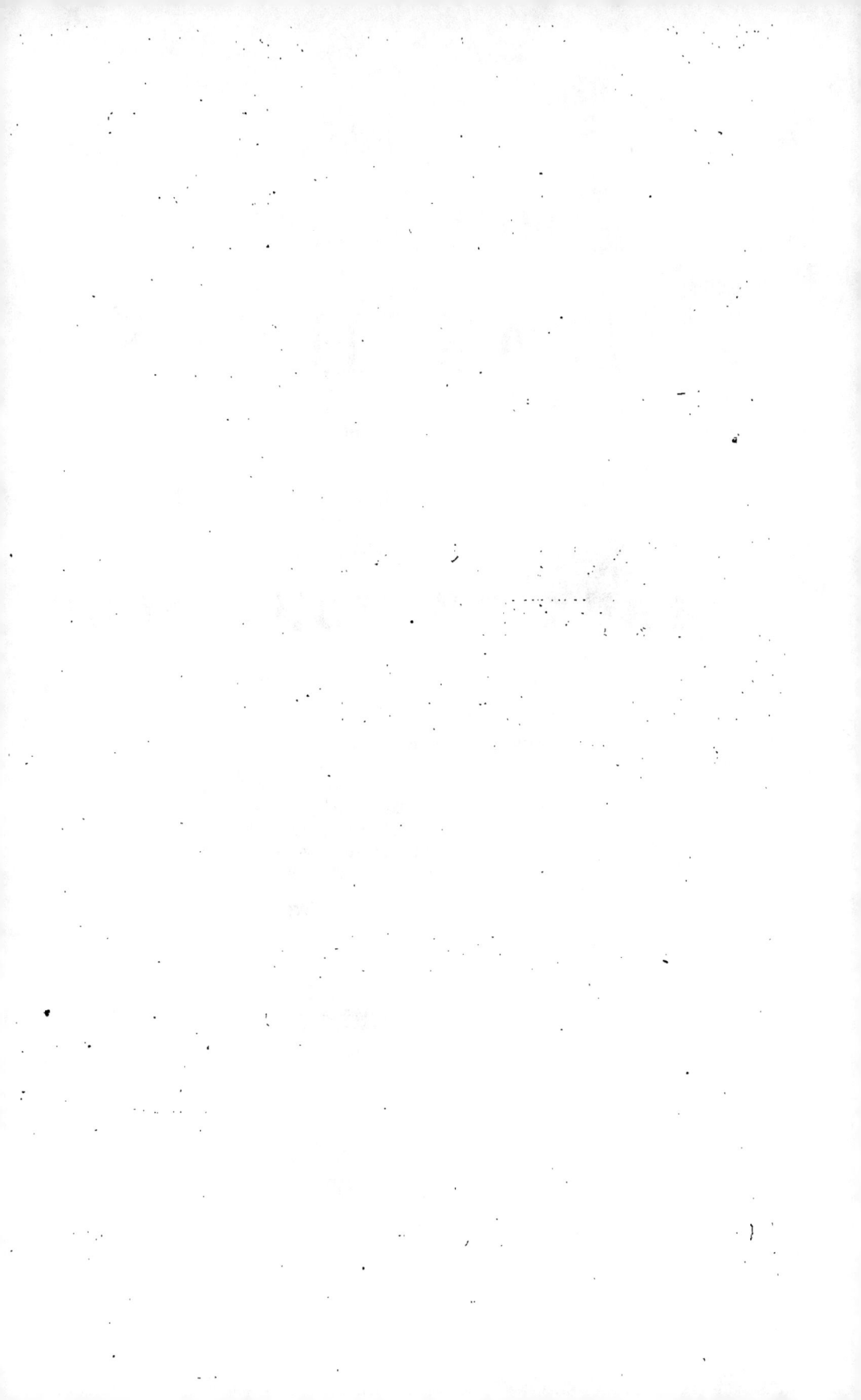

DES
DIVERSES ESPÈCES
D'ASTHMES
ET DE
LEUR TRAITEMENT
AUX
EAUX DU MONT-DORE

Par M. BOUDANT
professeur à l'Ecole de médecine de Clermont-Ferrand
chirurgien de l'Hôtel-Dieu
chevalier de l'Ordre impérial de la Légion d'honneur
lauréat de la Faculté de médecine de Paris, ancien interne des Hôpitaux
membre de la Société d'hydrologie
et de plusieurs autres Sociétés médico-chirurgicales
médecin consultant au Mont-Dore

Observatione medicina crescit.
STOLL.

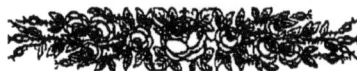

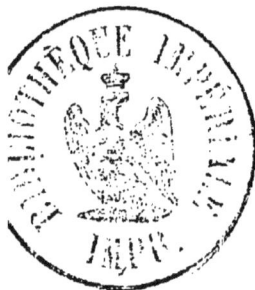

CLERMONT-FERRAND
IMPRIMERIE MONT-LOUIS, LIBRAIRE

1869

INTRODUCTION

En publiant dans la presse médicale (1) le résultat de mes observations sur les affections asthmatiques, j'ai pensé rendre service à une catégorie nombreuse de malades, et j'espère que mes vues seront d'autant mieux accueillies que l'asthme est une maladie sur la nature de laquelle il a toujours été fort difficile de s'entendre. Toutes les dyspnées qui n'étaient point liées à un état inflammatoire évident des organes thoraciques étaient considérées, autrefois, comme des asthmes spasmodiques. Aujourd'hui, parmi les médecins qui se sont occupés sérieusement d'anatomie pathologique, beaucoup nient formellement l'existence de cette névrose.

Entre ces deux opinions se trouve la vérité; mais, il est juste de dire qu'avec la précision pour ainsi dire mathématique de nos moyens d'exploration des maladies de poitrine, le domaine de l'asthme idiopathique se restreint chaque jour. Ce qu'il y a de certain, c'est que dans les hôpitaux, les médecins ne voient presque jamais d'asthmes nerveux. S'ils observent des troubles respiratoires d'une nature insolite, ils finissent

(1) *Journal des Connaissances médicales* du docteur Caffe, et *Revue de thérapeutique,* mai et juin 1864.

généralement par en découvrir la cause dans des maladies plus ou moins larvées des organes de la respiration ou de la circulation centrale. Ce n'est donc pas dans ces établissements que les jeunes médecins peuvent étudier cette affection, réduite à la seule perturbation nerveuse, mais bien dans la clientèle privée ; encore est-elle très-rare.

Que cette maladie soit idiopathique ou symptomatique, elle n'en est pas moins une grande gêne dans le cours de l'existence, et le brevet de longue vie dont on gratifie à tort les asthmatiques est un triste cadeau. Ce qui est ordinaire dans la vie est pour eux une fatigue et la source de nouveaux accès d'oppression, tout travail actif leur est interdit, ils s'enrhument avec la plus grande facilité, et, chez eux, un rhume est une affection sérieuse. Enfin, généralement, cette maladie est réfractaire aux médications habituelles.

Pour ces raisons, rien de plus simple que les malades atteints de dyspnées asthmatiques viennent en foule chaque année au Mont-Dore, où ils trouvent toujours un grand soulagement et quelquefois la guérison.

C'est au milieu de cette clinique si féconde dans ses variétés idiosyncrasiques, étiologiques et symptomatologiques, dont la démonstration se produit aussi bien sur le riche que sur le pauvre, que j'ai essayé de débrouiller ce cahos pathologique et de mettre de l'ordre dans les faits.

Pour ne pas trop m'éloigner des habitudes médicales ayant cours, j'ai cru devoir réduire à six

chefs principaux les distinctions vagues et artificielles des anciens, et enfermer dans notre cadre
certaines maladies organiques qui ont pour attri-
buts spéciaux de produire des accès de dyspnée.
Maître de mon libre arbitre, je confesse que j'aurais été plus près de la vérité en ne faisant que
deux espèces d'asthmes : l'une nerveuse, essentielle,
l'autre bronchique ou catarrhale.

Dans la première, j'aurais fait rentrer certaines
pathogénies dyspepsiques ou gastralgiques, bien con-
vaincu que beaucoup d'asthmes, réputés essentiels,
partent directement de l'estomac, organe dont les
nerfs principaux émanent de la même origine que
ceux du poumon, lesquels sont influencés alors par
une action reflexe des nerfs gastriques.

A l'asthme bronchique ou catarrhal, j'aurais
rattaché comme complications l'emphysème, cause
si commune de dyspnée, et même l'œdème qui la
produit aussi dans certaines circonstances. J'aurais
agi avec d'autant plus de raison, que je n'ai jamais
vu au Mont-Dore ces deux altérations pathologiques sans bronchite préalable. Dans le corps de
mon travail, j'explique pourquoi mon courage a
faibli dans cette circonstance.

Quant à l'asthme cardiaque, j'en fais volontiers
le sacrifice, l'oppression étant le plus ordinairement l'effet d'une maladie du cœur ou des vaisseaux de premier ordre. Cependant, un asthme
nerveux peut être concomitant, et plus souvent un
asthme bronchique simple ou avec complications :
alors le pronostic est beaucoup plus fâcheux.

Dans tous les cas, nous considérons comme de bonne doctrine médicale et thérapeutique de tenir le plus grand compte des éléments diathésiques sur le développement et la marche de la maladie. Il est donc très-important de scruter avec soin l'organisme pour savoir s'il n'est pas entaché de scrofule, d'arthritis, d'herpétisme, etc.

Après cet exposé, j'allais dire cette critique de mon propre ouvrage, il est fort possible que, mieux assuré dans mes appréciations, je revienne un jour sur ce sujet si controversé, et que cet essai ne soit pas mon dernier mot. Tel qu'il est présenté actuellement, il n'en est pas moins essentiellement pratique et doit rendre le succès du traitement thermal plus certain. Si j'ai pu atteindre ce but, là était toute mon intention, et je serai satisfait.

Dr BOUDANT.

Mont-Dore, mai 1869.

DES

DIVERSES ESPÈCES D'ASTHMES

AUX

EAUX DU MONT-DORE

———————

Il y a quelques années, en parlant dans la *Revue de thérapeutique* et le *Journal des Connaissances médicales* du docteur Caffe (1) de la médication thermale du Mont-Dore dans le traitement des bronchites chroniques à râles bullaires et à râles vibrants, nous disions que ces dernières, caractérisées par des roncus sonores, ronflants, sibilants, etc., avaient une corrélation intime entre l'asthme, l'emphysème ou l'œdème du poumon, et nous ajoutions que, même entachées de ces complications, les eaux produisaient toujours un soulagement notable et guérissaient quelquefois, surtout si les malades étaient persévérants dans la médication et savaient se soumettre aux règles d'une hygiène bien entendue.

(1) Mai 1863.

C'est ce que nous nous proposons de démon-
trer aujourd'hui, après quelques considérations
préliminaires sur les diverses espèces d'asthmes,
expression vague employée généralement pour
désigner des accès d'oppression d'origine souvent
toute différente.

Cette maladie peut dériver, en effet, de deux
éléments, l'un nerveux, l'autre organique. Quelquefois, les pneumo-gastriques ou les plexus
pulmonaires sont primitivement atteints, et la
cause morbide porte directement son influence
sur l'innervation, sans lésion appréciable. Beaucoup plus souvent, le trouble respiratoire dépend
d'altérations organiques diverses, qui réagissent
sur les nerfs eux-mêmes; de là une confusion
inhérente à cette maladie et des différences mani-
festes dans son appréciation pratique.

Cependant, avec la sûreté de nos moyens
d'auscultation, contrôlés par des milliers d'au-
topsies, comme il est généralement facile aujour-
d'hui de remonter jusqu'à la source de la dyspnée,
nous considérons comme urgent, pour avoir une
idée exacte de la maladie dans son ensemble, de
faire connaître, aussitôt après le mot asthme, sa

cause prochaine, d'indiquer le siége et le carac-
tère des lésions organiques qui existent le plus
souvent, enfin d'en qualifier la nature.

D'après ce que nous observons chaque année
au Mont-Dore, rendez-vous d'un immense con-
cours de malades réputés asthmatiques, analyse
faite de tous les cas, nous sommes autorisés, au
point de vue de l'étiologie organique, à rapporter
à six chefs les diverses espèces d'asthmes des
auteurs.

1° Asthme nerveux ou spasmodique; 2° asthme
bronchique ou catarrhal; 3° asthme emphysémateux; 4° asthme œdémateux; 5° asthme cardiaque; 6° asthme gastrique, ou dyspepsique.

L'obésité, la pléthore, l'anémie, la chlorose,
l'urémie, l'hystérie et autres états particuliers de
l'économie peuvent bien déterminer de la gêne
dans le jeu de la respiration, aller même jusqu'à
la suffocation, mais jamais des crises d'orthopnée
analogues aux véritables accès d'asthme. Il en
est de même de certaines altérations de tissus,
ou productions hétéromorphes, tels que les goîtres
et autres tumeurs des voies aériennes, les affections du larynx, les vomiques, l'hépatisation du

poumon, les tubercules, les épanchements, les adhérences pleurétiques, etc. Ces altérations organiques, et beaucoup d'autres, sont bien des obstacles plus ou moins sérieux de l'hématose et peuvent produire de la dyspnée, mais non de véritables accès d'asthme.

La classification des six espèces d'asthmes que nous venons d'indiquer, conforme à l'observation clinique, nous semble bien préférable aux distinctions d'asthme sec et humide des anciens, de continu ou de périodique, d'idiopathique ou symptomatique, d'asthme des enfants, des vieillards, d'asthme pituiteux, suffocant, etc. Ces appréciations toutes artificielles et surannées ne sont plus admissibles avec la précision de diagnostic qu'est en droit d'exiger la médecine moderne dans la distinction des maladies de poitrine.

L'indication des causes prédisposantes, diathésiques et déterminantes, serait bien plus utile. Malheureusement, elles sont souvent inconnues ou difficiles à apprécier, et beaucoup d'entre elles échappent à l'influence de la thérapeutique thermale. Les états diathésiques seuls offrent une importance extrême, quelques eaux minérales ayant le privilége de calmer, et quelquefois de mettre à néant certaines manifestations rhumatismales, herpétiques, scrofuleuses, hémorrhoïdales, goutteuses, etc. Les eaux du Mont-Dore sont des plus actives sous ce rapport, elles modifient avec avantage ces cinq causes protéiques de tant de maladies, et s'adressent encore aux organes en souffrance, ce qui est surtout remarquable dans l'asthme catarrhal et emphysémateux.

1° L'asthme nerveux, essentiel, idiopathique est fort rare au Mont-Dore; très-probablement, il en est de même partout, puisque de bons observateurs parmi les anciens, de grands praticiens d'une époque encore récente, tels que Corvisart, Leroux, L'Herminier, Ferrus, mettaient en doute son existence, et, parmi les modernes, pour M. Rostan, depuis 1817, cette maladie purement nerveuse serait une négation. M. Beau n'y croyait pas davantage. Ce savant médecin expliquait les crises d'oppression par les retours d'un catarrhe intermittent avec sécrétion et accumulation d'un mucus épais dans les cellules et les capillaires bronchiques. M. Gendrin professe aussi, avec l'autorité d'une immense pratique, la doctrine de l'obstruction catarrhale.

Ce qu'il y a de certain, c'est que, d'après mes notes prises avec le plus grand soin au Mont-Dore, sur un dénombrement de 1245 cas d'affections asthmatiques, je n'ai pu en constater que 57 sur lesquels il était impossible, pendant et après les attaques, de découvrir la moindre lésion organique ; j'ajoute aussitôt que ce n'est point une raison absolue pour supposer qu'il n'existât pas déjà un commencement de maladie organique du côté de la respiration ou de la circulation. Nous savons tous combien ces affections sont quelquefois difficiles à reconnaître à leur période initiale. Pour être bien sûr de la réalité de l'asthme idiopathique, il faudrait observer un malade et le suivre depuis le début de sa maladie jusqu'à sa terminaison, et il serait indispensable qu'il succombât à une mort violente, qu'elle fût, en un mot, étrangère aux organes de l'innervation, de la respiration et de la circulation; ce problème est difficile à réaliser.

Chez plusieurs malades, cependant, j'ai pu constater des guérisons réelles, ou du moins la cessation des accès depuis plus de dix ans; pour nous, l'asthme nerveux, essentiel, sans lésion organique, bien qu'il soit la très-minime exception, serait une maladie primitive dans certaines circonstances. Laënnec l'admettait aussi avec cette restriction, et, si des doutes pouvaient encore exister, ils seraient facilement dissipés par la lecture de la *Monographie* de M. A. Lefèvre et les savantes leçons cliniques faites dernièrement à la Charité par M. le professeur Sée.

Si l'asthme nerveux est héréditaire, les eaux du Mont-Dore n'ont pas une action aussi avantageuse que sur d'autres espèces, à moins qu'il ne soit à l'état rudimentaire ; mais s'il tient à une jetée rhumatogène sur les cordons et les plexus nerveux pulmonaires, les malades sont certains d'obtenir un dégagement manifeste, même après quelques jours de traitement ; seulement, pour conjurer les retours des crises qui, sous l'influence des mêmes causes, ont souvent de la tendance à ce reproduire, il est urgent de ne point abandonner la médication thermale et de savoir s'y soumettre à des intervalles pas trop éloignés.

2° L'asthme bronchique, catarrhal, humide

de quelques auteurs, est sans contredit le plus commun ; dans la moitié des cas, il est à l'état simple, dégagé de toute autre affection organique et dépend seulement de l'irritation ou de l'inflammation chronique des bronches ; dans ce cas, la guérison est plus facile à obtenir, surtout s'il n'est pas trop invétéré ; dans l'autre moitié, il est lié le plus souvent à un emphysème et quelquefois à un œdème du poumon ; heureusement que ces états morbides n'existent presque jamais sans catarrhes ; les eaux ont moins de prise sur cet état complexe ; cependant, en agissant plus directement sur le catarrhe, elles décomposent la maladie, détruisent l'un de ses éléments principaux, et, si l'emphysème ne se résout pas toujours entièrement, il diminue sensiblement, de même que la dyspnée habituelle.

L'asthme bronchique simple est ordinairement le résultat de rhumes ou de bronchites négligés ; nous l'avons observé souvent chez des sujets forts, vigoureux, exposés aux intempéries de l'atmosphère, sur des militaires, des marins, ou exerçant certaines professions dans lesquelles les bronches ne peuvent qu'être irritées par le contact de corpuscules pulvérulents, tels que chez les meuniers, les minottiers, les filateurs, les verriers, les polisseurs sur cristaux, etc. Nous l'avons vu fréquemment aussi sur des enfants à la suite de la coqueluche, chez des collégiens ou des jeunes filles après les épidémies de rougeole, de scarlatine et surtout de grippe.

Par le fait des congestions réitérées sur la muqueuse, cette membrane commence par s'épaissir et reste plus ou moins boursoufflée ; les follicules s'hypertrophient et le calibre des vésicules comme des bronches se trouve rétréci. Il y a sécrétion d'un mucus qui devient bientôt visqueux ; la respiration est plus ou moins gênée, et si, par l'effet des quintes de toux, l'expectoration ne peut évacuer les mucosités qui engouent les voies aériennes, alors la respiration devient haletante, et même un accès d'asthme peut en être la conséquence. Aussitôt les mucosités expectorées, l'hématose reprend son cours normal, et le soulagement arrive. Voilà pour les premiers accès. Mais,

s'ils se renouvellent assez fréquemment, alors
la vitalité de la muqueuse et des parois bronchiques va s'affaiblissant, et, au lieu d'être ré-
trécis comme dans la première période, les
canaux se relâchent, se dilatent graduelle-
ment, surtout les vésicules, qui ne sont point
soutenues par des cartilages et les fibrilles
musculaires de Reicheissen ; de là l'emphysème, qui augmente en porportion de la quan-
tité d'air ou de mucus consistant emprisonné
dans leur intérieur et dont elles ne peuvent
souvent se débarrasser que très-péniblement.

C'est dans cet asthme bronchique simple
que la sonorité de la poitrine est moins mar-
quée et qu'au début on entend d'abord un
murmure respiratoire rude, des râles sonores,
çà et là de la sibilance, quelquefois du râle
sous-crépitant ; plus tard, des râles muqueux
ou bullaires viennent s'y joindre ou les rempla-
cent ; après les accès, les voies aériennes étant
nettoyées, l'auscultation devient normale.

Nous n'insisterons pas davantage sur l'asthme catarrhal, parce que, l'année dernière,
dans notre travail sur les bronchites à râles

bullaires et à râles vibrants, nous avons suffi-
samment développé les rapports de ces maladies entre elles et démontré les bons effets des
eaux dans ces affections souvent connexes.

3° et 4° Asthmes emphysémateux et œdémateux.

L'emphysème souvent, et quelquefois l'œ-
dème du poumon, sont deux états morbides
qui accompagnent et compliquent l'asthme
dans beaucoup de circonstances, mais n'en
sont que rarement des causes directes et peuvent parfaitement exister sans lui. C'est ce
que l'on observe journellement. Par exemple,
ils sont presque toujours concomitants de
bronchite. La présence isolée ou simultanée
de ces deux altérations organiques rend la
respiration courte habituellement, sifflante par
instants, et les malades sont essoufflés et ha-
letants au moindre exercice.

Beaucoup d'emphysémateux sont très-sujets
aux refroidissements, à l'influence de certaines
poussières, aux coryzas, aux rhumes, et la plus
légère bronchite avec sécrétion de mucosités
obstruant plus ou moins les bronches déter-

minent facilement chez eux de la dyspnée et
même des accès d'asthme, surtout s'ils y sont
préalablement disposés par une susceptibilité
particulière de leur innervation, ce qui re-
vient à dire, en d'autres termes, qu'avec de
l'emphysème ou de l'œdème il n'y a pour ainsi-
dire jamais d'attaque d'asthme sans rhume
ou bronchite préalables, à moins que, par
exception, un asthme nerveux ne vienne se
joindre à ces lésions.

Laënnec avait cru d'abord que l'emphysème, particulièrement, était la cause la plus
ordinaire de l'asthme, auquel il est si souvent
lié dans les conditions que nous venons d'indiquer ; mais, revenu de sa première impression, ce grand observateur fut obligé d'en faire
une maladie à part ayant ses caractères ana-
tomiques et pathologiques définis, sa dyspnée
spéciale et même sa toux particulière, celle du
catarrhe sec ; affection qui serait la principale
cause des dilatations vésiculaires et qu'une
fois remplies d'air et de mucosités visqueuses
peuvent aller jusqu'à l'oppression la plus fati-
gante.

M. Louis considère aussi l'emphysème comme un état pathologique, *sui generis*, mais primitif et pouvant produire à lui seul des accès d'asthme. Ce fait peut arriver, mais, comme nous l'avons dit il y a un instant, ce doit être le plus ordinairement un accès de dyspnée nerveuse, qui vient se mêler à l'emphysème. Appuyé de l'autorité de Laënnec, de MM. Gendrin et Beau, nous avons dit aussi que très-généralement un rhume ou une bronchite légère sont indispensables pour voir se développer de semblables crises. Seulement, nous croyons avec M. A. Lefebvre que l'innervation troublée produit sur les bronches un spasme aussi remarquable que dans la coqueluche; autrement, comment expliquer dans ce cas les accès, suite d'impression morale, et pourquoi, dans les bronchites capillaires à marche continue et avec du mucus épais, n'observe-t-on pas de dyspnée asthmatique?

D'après ce qui vient d'être exposé, nous ferons remarquer qu'il y a eu hésitation de notre part, à savoir si nous ferions deux espèces d'asthmes de ces éléments morbides, emphysème et œdème, et s'il ne valait pas mieux les comprendre dans l'asthme catarrhal comme complications fréquentes, la première surtout, puisque nous n'avons jamais vu d'asthme emphysémateux ni œdémateux sans bronchite. Par considération pour l'autorité de M. Louis qui prétend le contraire et dont l'assertion est acceptée par beaucoup de médecins, nous faisons cette déférence, bien qu'au fond elle ait une certaine importance en thérapeutique thermale ; au surplus, nous nous sommes expliqué à cet égard dans notre mémoire sur l'emphysème, publié en 1859.

5° L'asthme cardiaque est le plus redouté de tous au Mont-Dore ; la présence des maladies organiques du cœur et des gros vaisseaux en constitue la gravité principale ; l'essoufflement habituel, qui existe à des degrés divers, ne doit être considéré comme asthmatique que dans les cas où la dyspnée se manifeste par accès.

Comme l'asthme nerveux primitif est très-rare, ce n'est que par exception qu'il précède l'état maladif des organes de la circulation centrale ;

presque toujours les accès de dyspnée sont alors
le résultat de la pression et du refoulement du
poumon et des bronches par les dilatations exagé-
rées de l'aorte, du volume du cœur ou de son
état graisseux.

Souvent, il arrive aussi qu'il existe en même
temps un catarrhe chronique. Cette situation est
plus fâcheuse encore, les troubles de la respiration se mêlant à ceux de la circulation à chaque
attaque. L'asphyxie devient menaçante, et l'infiltration est un indice d'une terminaison fatale plus
ou moins rapprochée.

Malgré cet état complexe si fâcheux, il ne se
passe pas d'années sans que des malades nous
arrivent dans l'intention de trouver près de nos
thermes un soulagement qu'il leur a été impossible d'obtenir ailleurs. Généralement, nous sommes dans la plus grande défiance à leur égard,
et notre premier soin est de les renvoyer. Leur
résistance est quelquefois impossible à vaincre, et,
en fin de compte, certains récalcitrants veulent
essayer. Alors la prudence et la sollicitude du
médecin sont sans cesse en éveil. Eh bien ! je
l'assure avec sincérité, j'ai vu |dans quelques cas

des améliorations extraordinaires ; mais pour cela,
il faut que l'ensemble pathogénique soit dominé
par un élément rhumatismal, herpétique ou hémorrhoïdal, et que les altérations matérielles ne
soient point un obstacle trop prononcé au cours
du sang.

Dans cette espèce d'asthme, point de bains
entiers ou d'inhalations de vapeurs, seulement de
l'eau en boisson, des pédiluves, quelques demi-
bains ou des douches sur les membres inférieurs,
s'il n'y a pas d'enflure, et la fréquentation de la
salle d'eau pulvérisée, mêlée d'un quart de vapeur.
Une petite saignée avant ou pendant le traitement
est ordinairement un puissant auxiliaire.

J'ai vu, dans la dernière saison, avec M. Ver-
nière, un malade de M. Bouillaud arriver mourant
et s'en aller très-soulagé. Un autre, de M. Teissier,
de Lyon, encore plus oppressé et qui ne s'était
pas couché depuis trois ans, se mettre au lit après
le sixième jour et y dormir d'un sommeil répara-
teur, de manière à pouvoir attendre l'heure mati-
nale de son traitement. Depuis quatre ans, je vois
un malade de M. Robert Saint-Cyr, de Nevers,
affecté d'une maladie grave du cœur, avec asthme
spasmodique, et partir chaque fois satisfait.

J'en citerais bien d'autres, mais, je le répète, on ne saurait être trop circonspect, car, à côté de ces bienfaits des eaux, on voit aussi quelques cas malheureux, et des malades hâteraient l'heure fatale si les médecins n'offraient une résistance invincible. C'est avec la plus vive peine que j'ai vu partir désespéré, il y a six ans, un de mes collègues de l'Ecole de médecine de Poitiers, qui, soulagé autrefois par le traitement du Mont-Dore, exigeait encore des effets salutaires impossibles. J'en dirai autant d'un honorable médecin de la Touraine, qui, déçu dans ses espérances, taxait mon inertie de mauvais vouloir. Le savant et habile chirurgien Robert, si bien apprécié dans l'éloge de M. Verneuil, n'était pas plus sage ; M. Richelot et moi, nous n'en obtenions pas toujours raison. Si je cite à dessein ces exemples d'hommes de la science, on peut juger des difficultés pour la soumission des autres, aujourd'hui que la liberté d'user et d'abuser des traitements thermaux est permise sans contrôle.

D'après cet exposé, je ne connais, parmi les maladies de poitrine, rien de plus difficile à traiter au Mont-Dore que l'asthme cardiaque et les bron-

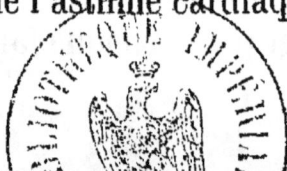

chites tuberculeuses avec hémoptysie, que je
mettrai sur le même rang. Je saisirai même cette
occasion pour engager mes confrères à n'envoyer
ces malades au Mont-Dore que du 15 au 25 juin
ou dans les premiers jours d'août, afin d'éviter
l'encombrement de juillet, les désagréments d'un
traitement précipité, et surtout pour avoir plus
facilement à leur disposition les soins empressés
des médecins.

6° L'asthme gastrique, dyspepsique mentionné
par quelques auteurs, a pour point de départ
direct l'estomac! Ce n'est que par une action
reflexe de la cause morbide sur cet organe que
le retentissement se produit des nerfs gastriques
sur les portions pulmonaires des paires vagues
de Winslow et sur leurs anastomoses avec le
grand sympathique, et qu'il survient alors un
trouble plus ou moins manifeste dans les organes de la respiration. Ces crises n'ont point
les caractères de l'indigestion ni de l'angine de
poitrine, je tiens d'abord à établir ce fait, mais
bien ceux des accès d'asthme.

Cette variété est assez rare, puisque, sur
1245 cas d'affections asthmatiques, je n'en ai

observé que cinq. Je ne fais pas le moindre doute que beaucoup d'asthmes réputés essentiels appartiennent à cette catégorie.

La première observation concerne une malade de M. Cruveilhier. Cette dame ne pouvait supporter aucun fruit ni autres crudités sans éprouver un accès d'asthme. Peu convaincue de la réalité du fait, elle voulut bien, sur mes instances, manger devant moi des fraises au dessert d'un dîner. Après deux heures de quelques malaises respiratoires préalables, je pus constater un accès d'asthme bien conditionné. Ce n'était point une indigestion, je le répète, il n'y avait pas de pesanteur d'estomac, ni nausées, ni envie de vomir, seulement une dyspnée avec spasme de la respiration.

Le second était un jeune homme de vingt-quatre ans qui, après avoir pris deux glaces au Palais-Royal en 1860, eut une crise de dyspnée qui, méconnue d'abord dans sa nature, laissa de la gêne dans la respiration pendant une quinzaine de jours. A six semaines de distance, remis et bien portant, sous l'influence de pareille cause, mêmes accidents. Cette fois, une bronchite légère avec un peu d'emphysème en fut le résultat, et M. Fleury, de Clermont, envoya le malade au Mont-Dore. Soigné pendant deux saisons, ce jeune homme est parfaitement guéri, à la condition de se priver de boissons glacées. Souffrant depuis des suites d'un rhumatisme polyarticulaire, il y a quelques années, je l'ai revu et soigné de nouveau; il est très-bien remis aujourd'hui.

Le troisième est un malade fort et vigoureux, malgré ses cinquante-deux ans, envoyé par MM. Gendrin et Bouillaud. Les digestions lentes, sans être pénibles, exigent un long intervalle entre chaque repas, sous peine d'accès fatigants d'orthopnée. Dès la première nuit de son arrivée, je crus qu'il allait succomber, parce qu'ayant mangé au dernier relais du Mont-Dore, il avait dîné trois ou quatre heures après. Je le trouvai assis sur son lit, haletant, couvert de sueur, le tronc courbé en avant, avec des palpitations violentes, mais sans bruits anormaux dénotant une maladie du cœur. Le malade seul, bien que très-souffrant, n'était pas inquiet, ayant éprouvé d'autres crises de ce genre par la même cause. Du thé éthéré et un pédiluve sinapisé firent cesser cette plénitude d'estomac, cet embarras digestif que j'ai constaté une seconde fois dans le cours du traitement, pour avoir bu de la bière d'une manière inopportune, par un temps chaud, quelques heures après le déjeuner.

Inutile d'insister davantage ; disons seulement que des deux derniers malades, l'un fonctionnaire d'un ordre élevé et ayant de nombreuses relations, attribuait ses accès d'oppression non pas à des écarts de régime, mais à de simples changements d'heure dans les repas et à quelques préparations culinaires, à celles du petit-four particulièrement.

L'autre, qui était une dame de Châlons, avait une dyspepsie ancienne. Par l'effet de cette maladie, les digestions étaient capricieuses souvent et rebelles par instants à l'alimentation la plus légère et la plus simple. A la vérité, il existait de l'arthritisme chez cette personne très-impressionnable, d'ailleurs, et les influences atmosphériques n'étaient point étrangères aux digestions pénibles, causes des crises d'asthme.

Chez ces cinq malades, la région épigastrique normalement plus sensible que toute autre partie du corps, était plus ou moins douloureuse au toucher; cependant, la langue n'annonçait aucune affection gastrique manifeste.

Je me suis demandé quelquefois, eu égard au siége, au point de départ des accidents, si, dans ces cas, les eaux de Vichy, par exemple, n'eussent pas aussi bien convenu que celles du Mont-Dore, dont les effets se font spécialement sentir sur les organes de la respiration et sur les muqueuses, dont l'épithélium est à cils vibratiles, tandis que celles de Vichy agissent de préférence sur les organes digestifs et sur les muqueuses à épithélium cylindrique simple ou avec villosités. C'est de cette manière que je me rends compte des bons effets de l'eau du puits Chomel, quand les malaises gastriques sont accompagnés de quelque difficulté dans la respiration ; quoi qu'il en soit, nos malades se sont très-bien trouvés de la médication du Mont-Dore.

CONCLUSIONS

D'après l'exposé ci-dessus :

1° Les eaux du Mont-Dore sont très-utiles dans l'asthme nerveux, s'il est soumis à leur influence dès son origine, ou s'il tient à un état arthritique, herpétique ou hémorrhoïdal ;

2° Elles sont très-avantageuses dans l'asthme bronchique ou catarrhal ;

3° Tous les emphysémateux sont extrêmement soulagés par ce traitement, et quelques-uns guérissent, surtout s'ils sont jeunes et la maladie récente ;

4° La résorption de l'œdème est beaucoup plus difficile à obtenir, rarement l'infiltration pulmonaire disparaît entièrement ; mais, les globules du sang ayant été vivifiés par ce traitement, les malades se trouvent fortifiés et peuvent résister plus longtemps ;

5° L'asthme cardiaque est très-variable dans ses résultats thérapeutiques, son traitement réclame une grande habitude et une prudence continue. Avec des précautions bien entendues, il ne survient aucun accident, et beaucoup de malades partent très-soulagés. Si quelques-uns guérissent, c'est que la dyspnée se trouve sous l'influence d'une diathèse ;

6° Enfin, l'asthme dyspepsique guérit le plus souvent ; mais, après le traitement, il est urgent d'éviter les causes qui peuvent renouveler les accidents.

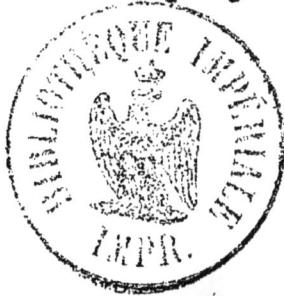

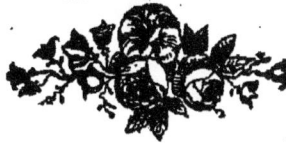

Clermont-Ferrand, imprimerie Mont-Louis.

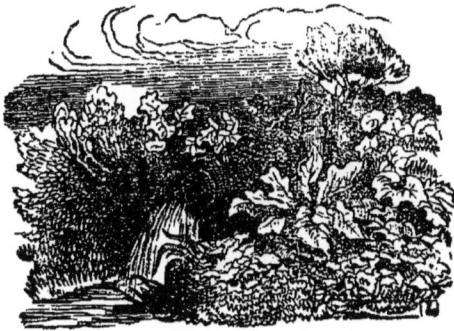

www.ingramcontent.com/pod-product-compliance
Lightning Source LLC
Chambersburg PA
CBHW060505210326
41520CB00015B/4102